AF233345

PREMIERS SECOURS

Aux personnes atteintes du Choléra.

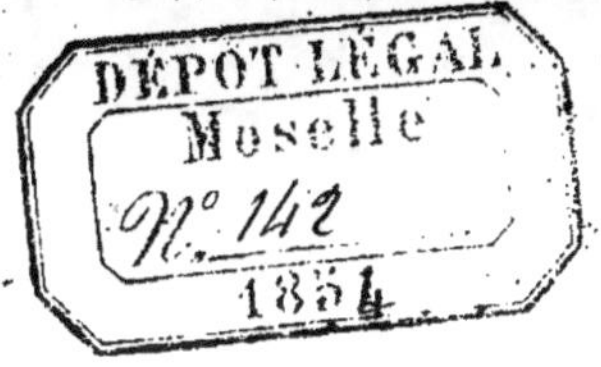

Il ne faut pas croire que la présence d'un médecin soit immédiatement nécessaire auprès d'une personne qui commence à éprouver les premiers symptômes cholériques ; ces symptômes sont tellement faciles à reconnaître (la diarrhée, les vomissements, les crampes dans les membres, une chaleur moindre de la peau), que chacun peut appliquer les premiers remèdes. Il y aurait incurie, il y aurait danger à attendre l'arrivée du médecin.

Il est d'ailleurs démontré avec la plus grande évidence que le choléra n'attaque jamais subitement ; un symptôme, qu'on a appelé avec juste raison *prémonitoire*, le précède, dans tous les cas, de quelques jours, c'est la diarrhée.

C'est donc la diarrhée qu'il faut empêcher de se déclarer, ou qu'il faut se hâter de faire cesser.

Pour ne point avoir la diarrhée, il faut éviter les refroidissements, les mauvaises digestions, les émotions vives ; se priver des fruits, des herbages, des aliments froids, mal cuits ; ne boire qu'en mangeant ; ne point se mettre à table au milieu d'un courant d'air et vêtu trop légèrement ; ne point se raser avant que la digestion ne soit faite ; fermer toutes les issues pendant qu'on est couché ; changer de vêtements en cas de pluie, ou si l'on a traversé un étang, un ruisseau ; boire de l'eau coupée avec du vin ou quelques gouttes de rhum, si la soif est trop ardente ; surveiller surtout les enfants, qui, dans cette saison, sont sans cesse autour des cruches ou des fontaines.

Si la diarrhée survient, il faut se mettre au lit avec une couverture de laine; ne rien manger absolument; boire une infusion de thé ou de menthe sucrée, chaude, une demi-tasse de quart d'heure en quart d'heure, afin de provoquer la transpiration; prendre en lavement la valeur d'un verre ordinaire d'une décoction de lin, à laquelle on ajoutera, après l'avoir passée, une cuillerée à bouche d'amidon et douze à quinze gouttes de laudanum pour une grande personne, quatre gouttes pour un enfant avant cinq ans, huit gouttes jusqu'à douze ans; il faudra faire tous ses efforts pour pouvoir garder ce lavement aussi longtemps que possible; si une seconde selle a lieu, et si la matière est blanchâtre, il faudra mettre un paquet de tannin dans un verre d'eau chaude, y ajouter vingt gouttes de laudanum pour une grande personne, dix gouttes pour une jeune personne. Il faudra en même temps appliquer au creux de l'estomac un large cataplasme de farine de lin bien saupoudré de moutarde, et le garder au moins pendant une heure.

Si le malade vient à vomir, il faudra cesser de lui donner des infusions chaudes, car le vomissement n'en deviendrait que plus fréquent, mais lui donner de quart d'heure en quart d'heure une cuillerée à bouche de limonade froide et peu sucrée, lui mettre à la bouche un morceau de sucre sur lequel on laissera tomber quelques gouttes (quatre ou cinq) d'éther sulfurique et autant de laudanum; et s'il vomissait encore, ne plus lui donner aucune boisson, mais lui faire avaler une pilule d'opium avec quelques gouttes d'eau dans une cuillerée à café.

Dès ce moment, il ne faut pas attendre le refroidissement de la peau et les crampes; on doit se hâter d'appliquer sur le devant des jambes, sur le dos des pieds, autour des poignets, des cataplasmes de moutarde bien chauds, et les laisser une heure en demeure; placer des bouteilles d'eau chaude aux pieds et sur les côtés du corps.

Si le malade éprouve des crampes, il faudra lui frotter les membres avec de l'alcool camphré ou avec le mélange suivant, que toute personne peut faire: demi-verre d'huile d'olive, une cuillerée à bouche d'ammoniaque liquide; la main, pour frictionner, couverte d'un morceau de laine.

Tout cela doit être fait avec calme, avec ordre. Le choléra n'est point contagieux; il faut donc aborder sans crainte les malades; ses attaques sont beaucoup moins violentes et bien moins mortelles que pendant les épidémies précédentes; il faut donc ne point négliger les premiers secours, car tout dépend du commencement. La diarrhée vient au moins vingt-quatre heures avant le choléra; on a donc vingt-quatre heures pour se préparer à se défendre contre ses coups.

Il ne faut pas perdre de vue que toutes les maladies ne sont pas le choléra; plusieurs personnes plus ou moins nerveuses, et dont l'imagination est plus ou moins excitable, éprouvent des attaques de nerfs, une grande exaltation d'idées: du tilleul, quelques gouttes d'éther, le repos au lit, les calment bientôt. D'autres ont des coliques et poussent des selles noirâtres et même sanguinolentes; à celles-là, il faut donner des demi-lavements de graines de lin, une infusion de fleurs de mauve, appliquer sur le ventre des cataplasmes de farine de lin, et leur imposer la diète.

Pour se garantir contre le choléra, il ne faut pas manger des aliments plus épicés qu'à l'ordinaire, boire beaucoup de vin, faire abus du thé, du rhum; car on serait certain de travailler pour se procurer bientôt une forte inflammation d'entrailles.

Marseille, le 21 juillet 1854. ANDRÉ Fils

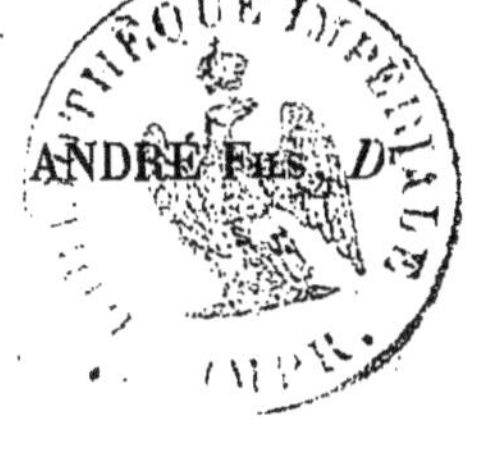

Metz, Imp. et Lith Nouvian.

www.ingramcontent.com/pod-product-compliance
Lightning Source LLC
LaVergne TN
LVHW021736030726
842523LV00004B/1466